AF463902

2

LETTRE
DE MONSIEUR
RAIMON DE VERMALE

Conseiller d'Etat, & premier Chirurgien de son A. S. Monseigneur l'Electeur Palatin, Licentié en Médecine, ci-devant Chirurgien de la Nation Françoise, & de l'Hôpital Romain à Tripoli, ancien Chirurgien Aide-Major des Camps & Armées du Roi, & Major des Hôpitaux Militaires établis à Spire pour le grand dépôt des Armées de Sa Majesté Très-Chrétienne, & associé correspondant de l'Académie Royale de Chirurgie de Paris.

A Mr de CHICOYNEAU, Conseiller d'Etat ordinaire, & premier Medecin du Roi, sur l'extraction de la cataracte hors de la chambre postérieure de l'œil : Nouvelle opération imaginée, & perfectionnée par le célébre Mr Daviel Conseiller Chirurgien ordinaire & Oculiste du Roi, & de S. A. S. Monseigneur l'Electeur Palatin.

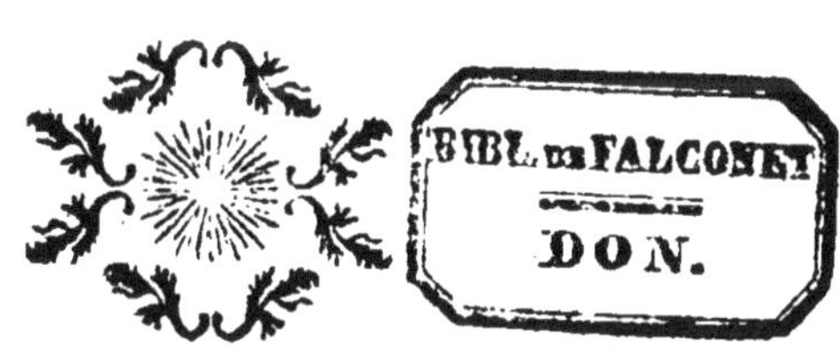

M. DCC LI.

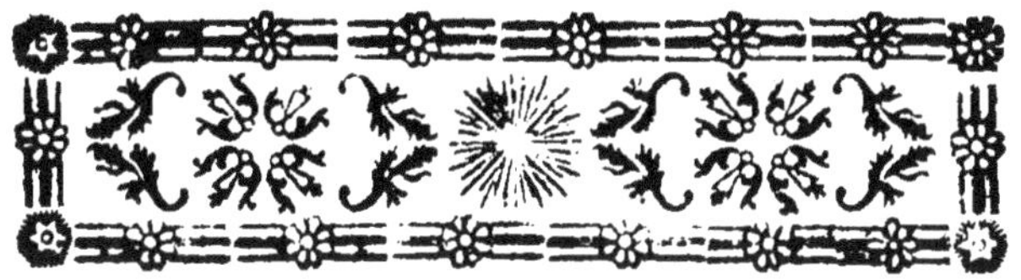

PREMIERE LETTRE SUR L'EXTRACTION *DU CRISTALLIN* HORS DU GLOBE DE L'ŒIL.

Nouvelle opération imaginée par le celebre Mr Daviel.

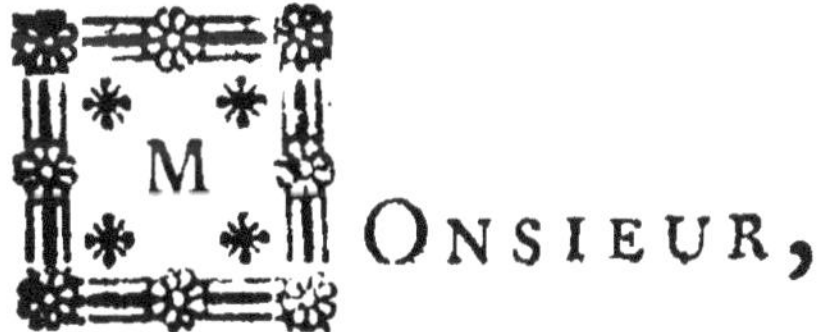

MONSIEUR,

Perſonne ne ſçauroit diſconvenir que la ſcience Chirurgique ne trouve toujours ſes brillantes reſſources dans le génie de ceux qui la cultivent. En effet, Monſieur Daviel, perſuadé comme nous depuis longtems, que le criſtallin n'étoit point abſolument néceſſaire à l'organe de la vûe, & qu'il eſt la cauſe materielle des cataractes; a murement refléchi ſur la variété des circonſtances de l'opération qu'on emploie ordinairement pour guerir, quoiqu'imparfaitement, ces ſortes d'infirmités; & il a cru ne devoir pas ſoumettre, trop légérement ſa raiſon à l'autorité de ceux qui l'ont précédé avec quelque réputation.

Sa défiance, les écueils qui l'ont fait échouer quelquefois, & ſes réflexions bien méditées, viennent enfin d'allumer un nouveau flambeau qui éclairera plus ſurement nos yeux: incertains juſqu'à ce jour de pouvoir conſerver la lumiere qu'ils recevoient de l'art avant la nouvelle méthode que ce fameux Oculiste a imaginé & mis depuis peu en pratique avec beaucoup de succès.

Quelque prévenu que je puisse paroître, Monsieur, en faveur de l'extraction du cristallin, connoissant néanmoins la délicatesse & la connexion des divers organes qui composent la partie sur laquelle on doit la pratiquer, je ne le serai jamais assez pour me persuader qu'elle n'est point susceptible d'accidens.

Il en est que le malade, l'Aide-Chirurgien, l'Artiste même, peuvent occasionner. Mr Daviel en est également persuadé ; mais il est très-attentif à les prévenir, & en état de les éviter : puisque dans vingt-trois extractions qu'il a déja fait, aucun mauvais succès ne la point encore mortifié.

Cette nouvelle méthode renferme une infinité davantages ; & quoique j'en connoiſſe tout le méchaniſme, permettez-moi, Monſieur, de le paſſer ſous ſilence pour ne pas priver l'Auteur de la ſatisfaction qu'il aura de le donner bientôt au Public, en forme de diſſertation, en lui conſacrant le fruit ſalutaire de ſes applications & ſes veilles. Pour moi content des réponſes que ce confrere a fait à mes objections, & d'être l'un des plus zelés admirateurs de ſes ſuccès, je ne diſſimulerai point combien je ſuis ſurpris que parmi tant d'habiles Oculiſtes, qui l'ont dévancé, il ne s'en ſoit trouvé aucun qui ait fait connoître ou du moins conjecturer l'abſolue néceſſité d'expulſer hors du globe de l'œil un corps devenu étranger par ſa métamorphoſe. Je me rappelle néanmoins d'avoir oui dire que feu Mr Mery, Chirurgien très-célébre en avoit eu quelque legere idée ; mais je ne ſache pas qu'il ſe ſoit jamais mis en état de la mettre en pratique : arrêté peut-être par des obſtacles qu'un aveugle préjugé ſuggere, & que la crainte lui faiſoit regarder comme inſurmontables. Préjugé qui ſéduit encore la plûpart des Praticiens de nos jours, parce qu'ils ſont également intimidés.

La gloire de cette découverte étoit ſans doute réſervée à Mr Daviel, qui, par cette nouvelle méthode, met les malades à l'abri d'une très-grande partie des accidens conſécutifs, annexés à l'opération ordinaire, & des alternatives dont le ſimple abattement du criſtallin n'eſt que trop ſouvent ſuivi.

Mr le Baron de Sikingen, ancien grand Chambellan de S.A.S.

Electorale Palatine, nous en fournit un exemple trop recent pour ne pas vous le citer; il sert d'ailleurs à confirmer l'observation du célébre feu M. Petit, * (inserée dans le Traité de la cataracte de Mr Brisseau le fils, pages 165, 166, 167, 168.) & à constater la nécessité de l'extraction.

Ce Seigneur ayant fait consulter plusieurs Oculistes, sur une cataracte qui se formoit à l'œil gauche depuis nombre d'années; & leur avis, notamment celui de M. de Chamsereux, faisant connoître la dure nécessité d'attendre un plus parfait dégré de maturité, s'y soumit avec beaucoup de patience.

Au mois de Mai 1746. le malade se crut au moment désiré, & en état d'encourir les événe-

* Le Chirurgien.

mens de l'opération ordinaire qui lui fut faite par des mains inexperimentées. Aussi verra-t-on dans mes consultations Medico-Chirurgiques que le succès ne répondit point à l'attente ; de sorte qu'il se vit obligé de se soumettre à une alternative qui fut pratiquée sept mois après * par Mr Hilmair. Cet Oculiste fut en quelque façon plus heureux que son prédécesseur.

Mr de Sikingen se trouva soulagé ; il eût même la satisfaction de pouvoir, dans la suite, lire les Gazettes à l'aide des lunettes. Sa vûe se conserva à peu près dans cet état pendant trois années consécutives ; mais malgré ce préjugé d'une guérison parfaite, le cristallin abbatu se dérangea, & sembloit vouloir reprendre son premier gîte. Ce dé-

* Le 28 Décembre 1746.

ſordre fut annoncé par une ophtalmie aſſez conſidérable qui ſe manifeſta dès les premiers jours du mois d'Avril dernier, & ſe ſoutint ſi vivement qu'on la crut indomptable.

Elle fut en effet d'autant plus longue & rebelle qu'on n'en reconnut pas d'abord la cauſe materielle; & le malade ſe vit bientôt privé d'une vûe qu'il croyoit affermie pour le reſte de ſes jours. Je fus enfin conſulté & je trouvai l'œil fatigué & offuſqué, tant par la préſence du criſtallin remonté, que par la viſcoſité du ſang & des liqueurs arrêtées dans les vaiſſeaux de la conjonctive d'un tempéremment très-gouteux. Je conſeillai quelques ſaignées, des colires & fomentations réſolutives, & un régime convenable ſoutenû par des minoratifs & des lavemens réïterés dans le beſoin ; mais mon emploi & l'abſence de la Cour ne me permirent pas de ſuivre cette maladie qui fut traitée par M. le Docteur Reiſch, M. Witmerin Chirurgien, Mr Mauchart très-habile Médecin & Profeſſeur à Tubinge fut appellé & reſta dix à douze jours auprès du malade ; pendant leſquels il combattit méthodiquement cette ophtalmie qu'il trouva d'abord » ſeche légérement, » inflammatoire à tout le blanc » de l'œil, avec un petit raiſeau » de vaiſſeaux capillaires ſanguins » répandus au-delà du cercle de » la cornée ; le malade ſouffroit » beaucoup de la moindre impreſ- » ſion de la lumiere. Des élance- » mens vagues & ordinairement » périodiques ſe faiſoient ſentir, » ſur-tout la nuit, à la tempe gau- » che avec une eſpéce de mi- » graine qui occupoit ce même

» côté. On ne remarquoit point » d'inflammation aux paupieres, » ni de tumeur aux globes de » l'œil, l'iris & la prunelle ne » montroient rien que de na» turel, quoique la vûe de cet » œil fut un peu trouble. L'œil » droit avoit conservé l'état où » il étoit avant l'ophtalmie du » gauche. Le poulx plein & ro» buste alloit quelquefois plus » vite, l'apetit étoit excellent & » les constipations habituelles, » ne cédoient qu'aux lavemens » domestiques donnés de tems à » autre.

Dans la consultation qui fut tenue par ces Messieurs, on conclut » que cette ophtalmie externe » avoit néanmoins son siége dans » les membranes vasculeuses & » nerveuses internes à l'état des» quelles on crut devoir atri» buer les élancemens passagers,

» les souffrances de l'œil, & sa » grande sensibilité à l'impression » de quelques rayons d'une lu- » miere obliquement dirigée ; & » que cet œil ci-devant aiguilleté » & fatigué par deux operations, » laborieuses, qui lui avoient at- » tiré de longues inflammations » jointes à l'atonie & à la foi- » blesse d'un âge de plus de soi- » xante & dix ans, se trouvoit » d'autant plus aisément prêter à » quelque impression gouteuse, » qu'une goute habituelle rallen- » tie ou supprimée paroissoit ir- » réguliere & presque remontée, de sorte que le pronostic & la cure furent fondés sur cette æthy- » logie. « Ainsi pour relever » l'esprit abattu du malade, on le » flata que l'œil prendroit bientôt » un meilleur train, sur-tout » quand on viendroit à bout de » lui procurer un accès de goute » reglée.

» Dans ces vûes on travailla
» d'abord à détourner la fluxion,
» à résoudre la ſtagnation, à ab-
» ſorber les ſels acides & volatils
» & à leur procurer une pente
» vers les urines, & une déter-
» mination aux extrêmités pour
» y former la goute, afin de pou-
» voir redonner le ton néceſ-
» ſaire aux parties affoiblies. On
» employa les doux purgatifs,
» composés de Magneſia & du
» ſel de Sedliz, repetés de tems
» à autre des lavemens domeſti-
» ques, la ſaignée du pied, les
» ſangſues à la tempe & derriere
» l'oreille gauche des colyres ré-
» ſolutifs, tantôt ſec & tantôt
» humides, des diſſolvans mode-
» rement aſtringens, des ſachets
» ſecs, adouciſſans, réſolutifs &
» aromatiques, leſquels furent
» bientôt ſupprimés, parce que
» leur odeur devenoit incom-

» mode ; enſuite on en frotta le » déhors des paupieres avec l'eſ- » prit de fourmis, l'eau de car- » bonele, & un peu de beaume » de ſchaver.

» Les cataplaſmes de moëlle » des pommes aigreletes, cuites » ſous les cendres, & mêlée avec » du ſaffran, du ſuccin préparé, » d'antimoine diaphoretique, & » quelques grains de camphre » furent appliqués, ſouvent re- » petés & joints à l'onguent de » tutie mêlé avec quelques grains » d'hæmatite préparé, modique- » ment chauffé pour le rendre » coulant & l'inſtiller au dedans » des paupieres ; voilà les topi- » ques qui ont le mieux réuſſi.

» On employa intérieurément » l'élixir Flacig. Claudgut. 40 avec » une infuſion de racines des raci- » nes de ſarſapareille, Squin. fol. » Beton. Chamæd. Chamæp.

» flor. Paralyſ. & anis Stellat. » dont le malade prenoit trois » doſes toutes les 24 heures, & » en continuoit l'uſage pendant » huit jours. Tout cela dans l'eſ- » pérance de provoquer la goute » & d'en précipiter la matiere » par les urines.

» Le regime fut reglé en ſup- » primant le vin de Bourgogne » & quelques plats du dîné; une » ſoupe devoit ſatisfaire pour le » ſoupé : & le malade devoit avoir » l'attention de ne pas ſerrer le » cou, & de tenir autant qu'il » ſeroit poſſible la tête élevée.

» L'effet de tous ces remédes » fut d'abord très-variable. L'in- » flammation de la cornée s'é- » vanouit vers la fin, & celle de » la conjonctive diminua ſi con- » ſidérablement qu'il en reſta fort » peu vers la partie inférieure du » globe, l'impreſſion de la lu-

» miere en devint plus suppor-
» table, & la vûe de l'œil af-
» fecté, beaucoup plus éclairée ;
» les êlancemens furent moins
» fréquens, les urines plus colo-
» rées & chargées d'un sédiment
» blanc ; mais la goûte ne vou-
» lut point paroître. Les premie-
» res nouvelles qu'on me donna
» après mon départ furent assez
» satisfaisantes, puisqu'on me
» marquoit que la rougeur étoit
» entierement dissipée, & qu'il
» n'étoit plus question d'élance-
» mens : mais que les éblouisse-
» mens paroissoient quelquefois
» plus ou moins sensibles.

» Cet état prit bientôt après
» une autre face ; l'ophtalmie re-
» parut & on forma un cautere
» au bras gauche, on ajoûta aux
» colires des astringens legere-
» ment repercussifs, & à la fin je
» consentis à l'usage d'un on-

» guent de précipité rouge ap-
» pliqué en petite quantité ſur la
» paupiere ſupérieure & au grand
» angle, de l'effet duquel on ne
» me fit aucun rapport.

Voilà le précis de la lettre, dont M. Mauchart m'a honnoré le 29 du mois dernier.

Quatre jours après ſon départ, le malade fut ſurpris d'un violent accès de fiévre qui ſe termina par une douce tranſpiration, ſuivie le lendemain d'une diarrhée accompagnée de quelques légeres douleurs de colique vers la région ombilicale, qui céda aux lavements & aux purgatifs. M. Mauchart étayé du ſentiment d'Hypocrate, S. 6, § 17. * auroit ſouhaitté que cette diarrhée ſe fut ſoutenue plus longtems; mais je doute qu'en contribuant au rétabliſſement de la

* Voyez ſes Aphor.

ſanté du malade, elle eût pu réabatre le criſtallin qui avoit paſſé dans la chambre antérieure de l'humeur acqueuſe, après avoir vraiſemblablement occaſionné tous les déſordres ci-devant détaillés, & auſquels la goute pouvoit néanmoins avoir ajouté.

Vous venez de voir, Monſieur, par la lettre de M. Mauchart, que M. Sikingen étoit accablé d'ophtalmie depuis le mois d'Avril, lorſque M. Daviel arriva ici. Le malade en ayant été informé, me fit prier de le lui ammener, & ſon infirmité n'étant plus un problême, l'extraction fut propoſée & faite le lendemain dix-neuf Octobre : pour profiter d'un calme apparent qui ſubſiſtoit depuis quelques jours.

Le malade fut aſſez bien pendant les deux premiers jours : mais le mercredi au ſoir, il ſe plaignit de quelques douleurs lancinantes & momentannées à l'œil operé, accompagnées d'un poulx légerement fréquent , malgré deux ſaignées qu'on lui avoit faites après l'opération. Ces douleurs ſe faiſoient quelquefois ſentir vers la tempe & la partie latérale gauche de la tête. Il parut auſſi un peu de gonflement à la conjonctive, & le malade paſſa une nuit aſſez inquiette ; mais il fut fort tranquile le lendemain. La cornée parut toujours aſſez brillante, excepté vers les bords de la ſolution, de ſorte que l'abſence des douleurs pulſatives, de la mauvaiſe haleine, & de la ſécheresse de la langue , aſſuroit l'heureux ſuccès de cette opération, dont feu M. de S. Yves & Petit, Chirurgiens célébres, ont donné des exemples, quoique différemment pratiquée.

L'œil ayant été fomenté avec une décoction émoliente & résolutive, le malade passa la nuit fort tranquillement; les lavements n'ayant pas été oubliés eu égard au tempéramment gouteux & aux constipations qui en résultoient. Le vendredy (23) le malade se trouva beaucoup mieux; la rougeur de la conjonctive parut sensiblement diminuée: le nuage des bords de la cornée se dissipoit également, & on ne remarquoit plus d'émotion au poulx le repos de la nuit fut assez tra - quile & suivi.

Le lendemain l'œil se trouva infiniment plus allegé, la langue toujours mollette & vermeille, l'haleine douce, & les douleurs latérales de la tête moins fréquentes: de sorte que le 25, la cornée transparente parut beaucoup plus claire & plus brillante, la conjonctive moins colorée, la suppuration des tubes divisés, très-légere & louable; mais quelques douleurs momentanées se firent encore sentir vers le derriere de la tête, un peu latéralement à gauche, & le malade sentit eouler quelques larmes sans en être incommodé. On employa dans la suite des fomentations résolutives, & parce que la conjonctive paroissoit toujours un peu gonflée, légerement rouge, & humectée par des larmes assez douces, pour ne pas augmenter le désordre apparent.

Le malade fut successivement de mieux en mieux, tantôt plus & tantôt moins tranquile du côté des douleurs momentanées à la tête que M. Mauchart avoit déjà remarqué, & qu'on ne pouvoit attribuer qu'à l'atonie des parties d'autant plus susceptibles d'un engorgement qu'il n'étoit qu'en apparence calmé lors de l'opération, dont les ſuites n'ont rien eu de mortifiant puiſque le malade aperçoit d'abord une canne de laquelle il diſtingue lecorps le cordon & le pomeau, quoique M. Daviel craignant l'effet des déſordres primitifs, ne l'eût pas flatté affirmativement qu'il verroit diſtinctement de cet œil déjà-maltraité, tant par deux opérations inutiles, que par les froiſſemens d'un reſte de criſtallin remonté, & qui s'eſt trouvé plus ou moins dure & angulaire, Froiſſements, qui ſans contredit n'ont pas peu contribué à l'ophtalmie, qui depuis ſept mois retenoit le malade reclus dans un coin de ſon cabinet, & qui aura la douce ſatisfaction de rentrer bientôt dans le grand monde.

Cette obſervation & celle du

célebre M. Petit, ne sont pas les seules qu'on pourroit alléguer, pour prouver l'imperfection du simple abaissement des cataractes & l'incertitude de ses succès; un aveu sincere de la part des plus habiles Oculistes, multiplieroit certainement les écueils où ils ont très-souvent échoué.

M. Daviel en étant persuadé par ses propres expériences, a cherché le moyen de les éviter; & il croit être parvenu à son but par l'extraction du cristallin de la chambre postérieure. Je vais, Monsieur, vous en rapporter les exemples qui se sont passés sous mes yeux, afin que vous puissiez apretier les avantages de cette nouvelle méthode, & en dire votre avis qui l'assurera, ou le privera de la confiance qu'elle semble devoir attendre du Public.

Rien n'est plus propre à perfectionner

ctionner certaines ſciences & à détruire les préjugés que la réflexion ſur les événements fâcheux. En effet ſi les pilotes n'euſſent jamais rencontré des écueils, ſe ſeroient-ils aviſés de chercher d'autres routes pour les éviter ? Non ſans doute, cependant combien de fois n'a-t'on pas échoué dans le traitement des maladies des yeux ſans qu'on ſe ſoit appliqué à chercher d'autres méthodes pour perfectionner cette partie de la Chirurgie abandonnée pour ainſi dire à la témérité de quelques empiriques.

Les grands hommes qui l'ont néanmoins cultivée ne ſe ſont jamais écartés de la route commune : auſſi n'ont-ils répandu de clarté que ſur la cauſe matérielle des cataractes, ſans approfondir la maniere d'en délivrer les malades. Le criſtallin ſouvent remonté & passé dans la chambre antérieure de l'humeur aqueuse, même au moment de l'opération, comme il arriva en 1708* à M. Raussin, Chirurgien Major de Cambrai, sembloit suggerer la route que la nature vouloit frayer pour se dêbarrasser d'un corps qui lui étoit devenu très-incommode par sa métamorphose ; mais puisqu'on n'a pas écouté ce langage muet, trouvera-t'on mauvais que M. Daviel moins séduit par des heureux succès, que touché des accidents qui accompagnent les secours ordinaires que l'on employe pour reprimer ces infirmités, se soit dépouillé de toute prévention pour n'employer son génie qu'à chercher des moyens infiniment plus sûrs, moins douloureux, plus aisés & leurs succès moins tardifs ? L'ex-

* Voyez le Traité de Brisseau, p. 152.

traction du criſtallin lui a paru réunir tous ces avantages ; mais ſi la cauſe matérielle des cataractes a reſtée plus de quarante ans problêmatique, (*) quelle difficulté ne trouvera-t'on pas avant de parvenir à la réunion des ſentimens en faveur d'une nouvelle opération qui doit porter en tout tems un inſtrument tranchant dans le centre de l'œil pour en extraire l'opacité ? Je dis en tout tems parce que ce nouveau ſecours n'exige pas la dure néceſſité d'attendre un certain degré de maturité, ſans lequel on n'oſe point tenter l'opération ordinaire : avantage d'autant plus flateur qu'il ne laiſſe pas languir les malades dans leur aveugle-

* M. Laſnier avoit voulu perſuader 40 ans avant M. Briſſeau que le criſtallin étoit la cauſe materielle des cataractes ; mais il trouva tant d'incrédules que ſon opinion ne fut pas reçue.

ment, & qui trouvera néanmoins bien des critiques.

Quoiqu'il en ſoit, témoin aſſidu de tout ce que M. Daviel a fait ici, j'ai cru que le bien public & l'honneur de la Chirurgie exigeoient de moi un juſte témoignage des ſuccès qui pouvoient les intéreſſer ; c'eſt pourquoi je vais détailler trois exemples de cette extraction pratiquée en ma préſence ſur les yeux de M. Schelemner, Sécrétaire des Fiefs au ſervice de ſon Alteſſe Sereniſſime Monſeigneur l'Electeur Palatin, ſur ceux de M. le Baron de Beck, Ecuyer du Sereniſſime Margrave de Bade-Dourlach, & la troiſiéme ſur le nommé Henri-François Kerthenayer de Heidelberg.

PREMIERE OBSERVATION

Mr Schelemmer, Sécrétaire des Fiefs & âgé d'environ ſoixante ans, a été le premier ſujet ſur lequel j'ai vû pratiquer la nouvelle méthode d'extraire le criſtallin de la ſeconde chambre de l'humeur aqueuſe : ſon opacité avoit commencé à l'œil gauche dès l'enſance, M. Schelemmer n'avoit jamais pû lire de cet œil qui depuis 30 ans ne lui ètoit plus d'un grand ſecours, ſur-tout depuis deux ans que la cataracte couvroit entierement la pupille ; comme le droit ſe trouvoit également affecté de la même maladie qui s'étoit manifeſtée au mois de Mai 1748. il profita du ſéjour de M. Daviel à la Cour Palatine & fut opéré le 5 de ce mois en présence de M. Walk Medecin de la Cour, & de trois autres témoins. L'opération fut faite en moins d'un quart-d'heure y compris le tems d'inaction.

Le malade avoua d'abord n'avoir jamais souffert aucune douleur, lors de l'incision oblique, qui devoit former une libre issue à la cataracte; & l'humeur cristalline qui avoit d'abord paru verd de mer, étant en place, se trouva d'un jeaune d'âgate, comme M. Daviel l'avoit prédit avant l'opération; couleur sans doute dominante à l'opacité du cristallin, & qui semble suggerer que cette opacité n'est qu'un effet, ou la suite de l'atonie de quelques lames qui composent ce corps lenticulaire, & qui s'affaissant sur elles-mêmes, peuvent causer une espece d'échymose plus ou moins étendue sur cette partie, ſuivant le plus ou le moins de liqueur comprimée ; j'avoue que ce n'eſt qu'une conjecture ; mais elle peut conduire aux recherches de la cauſe primitive de cette métamorphoſe de l'humeur gelatineuſe, qui forme le criſtallin.

Le corps ſortit tout entier ſans porter la moindre empreinte de l'inſtrument qui avoit ouvert ſa capſule. Il peſoit près de trois grains, & avoit environ quatre lignes de diamettre, & deux d'épaiſſeur vers ſon centre. Le malade immédiatement après l'extraction, reconnut ſon fils & ſon Médecin, vit très-diſtinctement un chapeaux bordé, une clef & une groſſe épingle ; il fut neanmoins ſaigné trois fois après l'extraction: & l'ayant queſtionné le ſoir ſur ſes ſouffrances, il confirma n'avoir ſenti qu'une eſpéce de chatouillement un peu incommode lors de l'opération, & qui avoit cessé avec elle.

Le repos de cette premiere nuit fut si tranquille que le malade ne s'éveilla qu'une seule fois. Cependant le poulx, quoique reglé, parut le 6 un peu plein : ce qui détermina une quatriéme saignée, qui fut faite vers les dix heures du matin, & le malade passa le reste de cette journée dans un état toujours tranquile, & sans la moindre apparence de douleur. Vers les neuf heures du soir, les paupieres parurent cependant un peu emphisemées du côté du grand angle; gonflement insensible qui fut dissipé le lendemain par des fomentations aromatiques renouvellées de tems à autre. Le repos de la nuit s'étoit soutenu pendant six heures sans interruption : de sorte que cette journée & la ſuivante furent à peu près ſemblables à tous égards.

Le malade avoit obſervé une auſtere diette juſqu'au neuf qu'on lui permit une crême d'orge en ſupprimant l'emplâtre, pour donner quelque liberté à l'œil qui fut couvert d'un ſimple bandage. La tranquilité du jour & le repos de la nuit ſe ſoutinrent à peu près également ; mais le dix le malade ſe plaignit d'un eſpece de léger embarras vers le derriere de la tête qui fut d'abord diſſipé par un lavement d'eau commune, qu'on avoit ſoin de réïterer ſuivant les beſoins. Les doux purgatifs & quelques bains ophtalmiques furent également employés ; de ſorte que l'œil, exposé par gradation & avec beaucoup de circonſpection aux rayons de la lumiere, ne fut en quelque façon offuſqué que par la présence momentanée de quelques larmes assez douces & modiques pour causer la moindre altération à la cornée ou à la conjonctive très-peu colorée.

Ces larmes reparurent de tems à autre tant que la division du globe resta un peu saillante & furent enfin dissipées par des bains ophtalmiques plus ou moins continués.

Je remarquai pendant les premiers jours un espéce de nuage leger de couleur de perles & transparent, qui bordoit les parois de la division de la largeur d'environ une ligne ; & que je ne pouvois attribuer qu'au séjour des sucs, dont le cours progressifs se trouvoit en partie intercepté par la solution des tubes qui les contenoient ; nuage qui se dissipoit à mesure que la réunion des extrêmités de ces vaisseaux formoit la cicatrice ; qui parut perfectionnée peu de jours après le larmoyement qui offusquoit pour quelque instant la cornée, comme fait ordinairement un brouillard placé sur une vitre ; ensuite tout alla de mieux en mieux à la satisfaction du malade qui voit actuellement sans lunettes les plus petits objets ; de sorte qu'il souhaite avec empressement l'extraction du cristallin de son œil droit, & M. Daviel se dispose à le satisfaire dans peu de jours.

SECONDE OBSERVATION.

Mr List, Conseiller, premier Chirurgien de Son Altesse Serenissime le Margrave de Durlach ayant appris que Mr Daviel, (qu'il avoit déja connu à Marſeille,) étoit dans ſon voiſinage lui amena Mr le Baron de Beck, Ecuyer de ſon Prince, qui avoit l'œil gauche cataracté & duquel il ne diſtinguoit plus, depuis ſix mois, que l'ombre des corps qu'on lui faiſoit paſſer devant le globe; & par une ſuite ordinaire de ces infirmités, l'œil droit en étoit déja menacé.

Le Chriſtallin gauche avoit toutes les marques de maturité qu'exigent ordinairement les Oculiſtes pour déterminer le tems de l'abattement & qui deviennent inutiles pour l'extraction, qui en quelque façon eſt bien plus aiſée lorſque le criſtallin conſerve de la moleſſe) ſur-tout à ſa circonférence, parce qu'il ſe prête plus aiſement au paſſage qu'on lui a fraié. L'exemple brillant de M. Schelemmer ranima les deſirs de ce malade âgé d'environ 57 ans, & d'un temperamment qui me parut inquiet & cacochyme; de ſorte que l'extraction lui fut faite le 21 de ce mois en préſence de M. Schoemelzer premier Medecin de S. A. S. Electorale, de M. Liſt & moi.

Cette opération ne dura pas plus longtems que la précédente, & à peine le criſtallin ſe fut-il gliſſé ſur la paupiere inférieure que le malade, peu tranquille lors de l'extraction, s'écria vivement: Eh mon Dieu! j'y vois? En effet, il diſtingua peu après les couleurs d'une veſte verte galonnée en or, une clef & un gros écu; avouant n'avoir ſouffert qu'un chatoüillement plus ou moins importun, & qui avoit moins duré que l'opération.

Le malade fut ſaigné deux fois l'après-midi, & paſſa la nuit ſans

* Novembre 1750.

la moindre douleur, quoique dans un état d'insomnie qui lui étoit assez naturelle, & qu'il attribuoit à la situation gênante de rester couché sur le dos : situation qu'il disoit ne pouvoir pas supporter longtems : il se trouva le 22 & le lendemain, à tous égards très tranquille, ayant joui pendant deux nuits consécutives d'un bon repos; mais quelquefois interrompu.

Ce bon état se soutenoit encore hier 24: qu'on ôta l'emplâtre à cause de l'humidité qui offusquoit le globe comme de coutume; ce qui annonce les premiers points de cicatrice, & j'ai tout lieu de croire qu'elle sera suivie du succès ordinaire peut-être tardif, par ceque je viens de voir le malade qui naturellement inquiet & lassé de sa gestion, s'étoit dejetté dans son lit ſans doute machinalement, comme un homme qui ſe portoit bien & qui n'avoit rien à craindre, de ſorte que le bandage s'étant dérangé, il en arracha la compreſſe froiſſée, & dont un coin ſe trouvoit pincé entre les deux paupieres ; ce qui avoit avoit excité de legers picotemens ſuivis de quelques larmes qui ont agacé l'inflammation de la conjonctive & fatigué les bords de la ſolution.

TROISIÉME OBSERVATION

A peine M. de Beck fut-il opéré que M. le Colonel Baron d'Oſten m'envoya le nommé Henri-François Kerth[illegible]mayer, âgé de 29 ans, garçon Tailleur & Tambour de la ville de Heidelberg. Je le préſentai à Mr

Daviel qui lui fit, deux heures après l'extraction du cristallin droit, en présence de M. de Nielland, Conseiller intime du Serenissime Margrave de Dourlach, de M. List & moi. Le malade avoit vû depuis 4 ans commencer & croître l'opacité du cristallin de cet œil droit qui se trouvoit entierement privé de la vûe depuis 18 mois qu'il ne distinguoit plus que l'ombre de la main qu'il passoit devant son œil cataracté; mais avant de procéder à l'extraction, M. Daviel annonça cette cataracte mole, & nous fit remarquer le cristallin étoilé. En effet, après l'opération, pratiquée comme les précédentes, nous vîmes ce corps l'enticulaire beaucoup moins solide que ceux que nous avions déja examiné; & il se trouva partagé par trois rayons divisés en forme de T, qui partoient de ſon centre vers ſa partie ſemilunaire inférieure, ſa couleur étoit comme celle des deux autres un peu jaune. Cette extraction ne fut pas plus douloureuſe que celles qu'on avoit déja faites. Le malade ayant avoué n'avoir reſſenti que ce qu'on ſouffre lorſqu'un ciron frappe ſubitement le globe & en eſt tout de ſuite ôté. Il diſtingua également bien les boutons dorés d'un habit, une bouteille d'eau des Carmes, une clef, un chapeau à cocarde noir & un gros écu. M. Daviel eut la charité de le faire mettre & de le garder dans la chambre de ſes Domeſtiques pour en prendre un ſoin plus aſſidu. Il fut ſaigné deux fois l'après-midi & paſſa la nuit dans un parfait repos. Le lendemain 22 il fut également tranquille à tous égards. Le 23 & le 24 ſe ſont paſſés à peu près dans le même état, ſans que ce malade ſe ſoit plaint d'aucune douleur, ſi ce n'eſt celle que peut cauſer un appétit qu'on ne peut ſatisfaire, & aujourd'hui qu'on a ôté l'emplâtre par les raiſons que j'ai rapporté, il voit tous les objets également bien, quoiqu'on obſerve un peu d'humidité ſur la cornée qui reprend ſa tranſparence naturelle, à meſure qu'on y paſſe une petite éponge, excepté aux bords de la diviſion où l'on remarque encore le reſte du nuage gris de perle, dont j'ai ci-devant parlé.

Ces exemples, en confirmant l'heureux ſuccès que M. Daviel avoit déja obtenu de l'extraction, prouveront ſans doute à M. Rouſſilles * qu'il a eu tort de prendre

* Chirurgien Oculiſte de Chartre en Beauce.

le ton ironique pour dire ; *voilà du neuf aſſurement.* * J'aurois ſouhaité que cet Oculiſte ſe fut moins attaché à des ſubtilités, & qu'il eut rendu ſa critique plus intéreſſante au Public & à la Chirurgie ; elle auroit pû contribuer aux progrès de cette nouvelle méthode ; mais ce n'eſt qu'aux divers écueils que M. Daviel a rencontrés dans la pratique de la ſimple tranſpoſition du criſtallin que nous devons la perfection qu'il cherchoit. Son opération demandoit la dexterité d'une main dirigée par un courage très-éclairé ; & quelqu'effrayant qu'il ſoit d'abord, le coup d'œil qu'elle préſente les Anti-Davieliſtes ſeront néanmoins forcés d'avouer qu'elle renferme tous les avantages que peut exiger la ſcience

* Voyez ſa Lettre dans le Journal de Verdun du mois de Février 1749. p. 102.

Chirurgicale ; tandis que la ſimple methode d'abattre la cataracte eſt ſuivie d'une infinité d'accidens conſécutifs ſans mettre les malades à l'abri des récidives que la préſence du criſtallin ſujet à remonter , peut occaſionner comme on l'a déja prouvé, les accidens qui ont fait regarder cette méthode d'autant plus imparfaite qu'elle ne ſatisfaiſoit point aux préceptes qui exigent l'exaire des corps étrangers. C'eſt auſſi ce qui a fait dire aux plus célébres Médecins & Chirurgiens que le ſuccés de cette opération étoit toujours très-douteux.

Pronoſtic que l'expérience n'a que trop ſouvent confirmé : mais la méthode de M. Daviel n'admet point d'incertitude à ce ſujet, il eſt neanmoins vrai qu'elle peut être ſuſceptible de pluſieurs accidens ſur-tout dans des mains inexperimentées : & perſuadé de la poſſibilité de ces déſordres, j'ai formé des objections qu'on ne manquera pas de faire encore à cet Auteur ; mais ſatisfait des ſolutions qu'il m'en a donné , je crois que ces antagoniſtes & ces critiques, ſeront forcés à lui rendre toute la juſtice qu'il mérite.

Je n'ignore pas que la nouveauté trouve toujours des ſéveres cenſeurs & des incrédules ; mais M. Daviel a fait connoître à mes Séréniſſimes Maîtres & au Public , qu'il poſſedoit non-ſeulement les regles de la Dioptrique & de la Catoptrique ; mais encore , qu'il étoit auſſi habile anatomiſte qu'expérimenté dans le traitement de la maladie des yeux.

De ſorte que j'ai tout lieu de croire que cette partie de la Chirurgie lui ſera bientôt redevable de ſon illuſtration & de ſa perfection ; ſur-tout ſi le Roi, toujours amateur & protecteur des ſciences, après avoir fait revivre en faveur de ce Chirurgien une Charge qui vaquoit depuis plus d'un ſiécle, daigne reconnoître la néceſſité de perpétuer les talens de ſon oculiſte.

Vous, Monſieur, qui ſçavez apprécier le vrai mérite, qui ſçavez diſtinguer & écarter le faux brillant dont ſe pare l'ignorance, vous vous ferez ſans doute un plaiſir, ainſi que M. de la Martiniere, en faiſant un rapport au Roi des différentes opérations de ſon oculiſte, & de leur ſuccès, de porter ſa Majeſté à le mettre en état de communiquer ſes talens à des éleves, qui, répandus dans ſes Provinces, deviendroient d'autant plus utiles à ſes

Sujets, qu'ils ſont ſouvent forcés de s'abandonner à des ambulans qui n'ont ordinairement que la qualité d'étrangers pour mériter leur confiance. Ces *Ophtalmiatrorum ſimios*, en veulent toujours infiniment plus à la bourſe de leur malade, qu'au rétabliſſement de leur ſanté, n'étant capables que de tromper le Public, & non de le ſoulager.

Pour moi, je m'eſtimerai heureux, ſi manifeſtant mon zele pour le bien commun & l'honneur de la Chirurgie, je puis vous rappeller les ſentimens avec leſquels j'ai l'honneur d'être,

MONSIEUR,

Votre très-humble & très-obéïſſant Serviteur
DE VERMALLE.

www.ingramcontent.com/pod-product-compliance
Ingram Content Group UK Ltd.
Pitfield, Milton Keynes, MK11 3LW, UK
UKHW022144170726
13837UKWH00004B/1779